THÉRAPEUTIQUE GÉNÉRALE

FAUT-IL

Ne donner qu'un seul médicament à la fois

Ou faut-il en donner plusieurs ?

PAR

Le Docteur CONAN (Mériadec)

PARIS
LIBRAIRIE J.-B. BAILLIÈRE ET FILS
19, RUE HAUTEFEUILLE, 19
Près du boulevard Saint-Germain
ET CHEZ L'AUTEUR, RUE DE LA TOUR, 42

1886

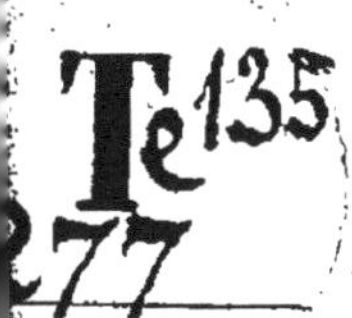

OUVRAGES DU MÊME AUTEUR :

ESSAI DE THÉRAPEUTIQUE POSITIVE *basée sur l'examen des urines et des produits morbides*. — Paris, 1876. In-8. BAILLIÈRE........................ 3 fr. 50

ANNUAIRE HOMO-HOMEOPATHIQUE (1re année). — Paris, 1886. In-18. BAILLIÈRE..................... 2 fr. 50

THÉRAPEUTIQUE GÉNÉRALE

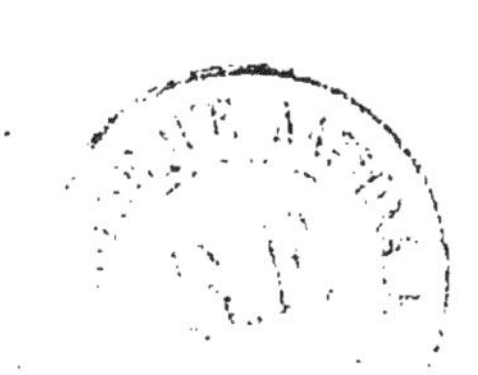

FAUT-IL

Ne donner qu'un seul médicament à la fois

Ou faut-il en donner plusieurs ?

PAR

Le Docteur **CONAN** (Mériadec)

PARIS
LIBRAIRIE J.-B. BAILLIÈRE ET FILS
19, RUE HAUTEFEUILLE, 19
Près du boulevard Saint-Germain
ET CHEZ L'AUTEUR, RUE DE LA TOUR, 42

1886

A Messieurs les Membres de la Société Médicale Homœopathique de France et de la Société Hahnemanienne Fédérative

MESSIEURS,

Faut-il ne donner qu'un seul médicament à la fois? Faut-il en donner plusieurs? Faut-il en donner plusieurs successivement et alors quel intervalle mettre entre eux? Faut-il les prescrire par groupes, dans ce cas comment doivent être composés ces groupes? Quelle est la loi qui préside à l'association de leurs constituants?

Telles sont les questions que je me propose d'examiner avec vous; questions graves d'un intérêt capital, puisqu'elles touchent aux fondements, aux principes mêmes de notre art.

Quel est d'abord le précepte du maître? **Organon**, p. 269. « Il n'est dans aucun cas nécessaire, dit-il, « d'employer plus d'un médicament à la fois. »

Organon, p. 273. « On ne conçoit pas que le « moindre doute puisse s'élever sur la question de « savoir s'il est plus raisonnable et plus conforme à « la nature de n'employer à la fois, dans une maladie, « qu'une seule substance médicinale bien connue ou « de prescrire un mélange de plusieurs médicaments « différents. »

Le précepte d'Hahnemann est donc absolument précis ; devons-nous l'accepter toujours dans toute sa rigueur ? Convient-il, au contraire, de s'en écarter ? Je ne sais, Messieurs, si dans votre pratique cette règle, que rendent si difficiles à observer et l'impatience du malade et celle non moins légitime du médecin, vous la suivez fidèlement ; je l'admets cependant. Je vous suppose en présence d'une maladie aiguë ou chronique, peu importe en ce moment. Vous avez donné un médicament parfaitement choisi que vous avez laissé agir intégralement. Les symptômes ont changé, le moment est venu de donner un autre médicament ; lequel allez-vous prescrire ? toujours le plus homœopathique, sans doute. Mais est-ce là tout ? Entre ce médicament et ceux qui l'ont précédé ou le suivront, existe-t-il un rapport, un lien autre que celui de la loi du similia et concurremment avec elle ? Je le crois, Messieurs, ce rapport existe ; il obéit à une loi secondaire, mais qui aura plus tard son importance au point de vue de la succession ou de l'association des médicaments. C'est la loi d'antidotisme relatif.

Nous touchons ici à un point capital qui mérite de fixer toute notre attention. Quand donc on envisage, dans leur ensemble, les médicaments homœopathiques successivement donnés dans une maladie et supposés bien choisis, on s'aperçoit que ces médicaments sont entre eux à l'état d'antidotisme ; je vais m'efforcer de vous en fournir la preuve.

Il y a dix ans, j'avais l'honneur de soumettre à la Société médicale homœopathique un premier travail portant ce titre : *Essai de Thérapeutique positive basé sur l'examen des urines et des produits morbides*. Reprenant les idées d'un médecin connu de la plupart d'entre vous, de Brunner, je soutenais après lui les propositions suivantes :

1° L'urine est un liquide excrémentitiel dont les éléments varient suivant chaque état pathologique.

2° Elle renferme des détritus organiques ou excreta (V. *Annuaire homo-homœopathique*) émanés des organes malades et qu'on peut déceler par le microscope ou par l'analyse chimique.

3° Les corps, qui, à doses matérielles et par un procédé spécial que nous faisions connaître, sont capables de faire disparaître ces détritus organiques sont ceux qui, donnés à l'intérieur en tant que médicaments, ont le pouvoir d'atteindre sûrement l'organe affecté dont ces détritus proviennent et constituent les agents curateurs cherchés.

Je serai bref, Messieurs, sur le côté scientifique ou théorique de la question à savoir la présence constante dans l'urine de produits émanés des organes malades (V. *Essai de Thérapeutique positive*). L'urine les renferme-t-elle tous? Je l'ignore et n'ose le croire; mais en renferme-t-elle assez pour qu'on puisse désormais la considérer non plus seulement comme une source de diagnostic, mais comme un agent direct de curabilité en se plaçant au point de vue de l'Isopathie, ou mieux de l'Homopathie, ceci ne fait pour moi aucun doute. Dernièrement encore un chimiste distingué, M. Armand Gautier, ne démontrait-il pas le caractère toxique des ptomaïnes ou alcaloïdes organiques? L'urine, réceptaculum de tant de produits excrémentitiels, les renferme vraisemblablement. Chaque jour apporte donc à cette opinion son contingent de preuves; mais aujourd'hui, c'est à la clinique que nous comptons surtout les demander.

Quoi qu'il en soit, Brunner n'a jamais fait connaître les procédés employés par lui pour la détermination des médicaments. En cherchant à contrôler ses affirmations, nous étions arrivés à des résultats pratiques intéressants que nous vous avons soumis en leur temps et que nous vous rappellerons brièvement.

Quel était mon procédé primitif?

Une faible quantité d'urine est versée dans un verre de montre et celui-ci porté, sous l'objectif du microscope. L'œil reconnaît et fixe les éléments à faire disparaître, cellules, leucocytes, globules de pus, de sang. *On ajoute alors avec précaution et à doses matérielles* les agents que l'on suppose devoir être les médicaments indiqués; on fait tomber enfin sur ce mélange une ou deux gouttes d'un acide, le plus souvent l'acide sulfurique. Lorsque l'effervescence a cessé, si vous retrouvez les mêmes produits, l'essai est à recommencer; si ces produits ont été modifiés, diminués, sans avoir totalement disparu, il pourra suffire de changer un des médicaments et de le remplacer par un autre pour arriver au résultat désiré. Soit l'exemple suivant, l'un des cas de ma pratique : Il s'agit d'un phtisique. Une légère pincée de silice (ou oxyde de silicium), quelques gouttes de Bryone et de Pulsatille, teintures mères, sont ajoutées à l'urine. On laisse tomber sur ce mélange une ou deux gouttes d'acide sulfurique. Admettons que les éléments pathologiques n'aient pas totalement disparu, un ou plusieurs des constituants de cette série est donc mal approprié. Je remplace la pulsatille par le rhus radicans; j'ajoute l'acide, et le champ du microscope est dès lors parfaitement net. Ainsi, phénomène étrange, il aura suffi *dans ce cas* de changer une teinture végétale pour modifier le résultat total, et de ce groupe bryone-silicea-rhus, si je retranche ou si je change l'un des constituants, l'expérience échoue. Quel rôle l'acide sulfurique joue-t-il réellement? Ce n'est pas lui seul qui a détruit les éléments organiques, puisque le résultat n'est pas atteint en versant préalablement l'acide dans l'urine sans aucun mélange médicamenteux, à moins toutefois d'employer une dose beaucoup trop considérable. Il est clair que si l'on met autant ou plus d'acide sulfurique que d'urine, la causticité de l'agent employé détruira à peu près tout sur son passage. Dans nos essais, au contraire, la quantité d'acide mise en jeu est très minime, et la preuve que ce dernier ne joue que le rôle d'un intermédiaire analogue si l'on veut à celui de l'étincelle électrique ou de l'éponge de platine, c'est précisément la nécessité de multiplier ces essais. Si l'acide seul jouait un rôle, comme on l'emploie dans chaque essai, toute recherche ultérieure deviendrait superflue et inutile, le résultat devant être identique partout.

J'ajoute enfin que les teintures employées doivent êtres des teintures homœopathiques les seules faites avec assez de précautions pour n'être pas chargées, comme celles des pharmacies ordinaires, de débris végétaux que l'œil pourrait confondre avec les éléments à faire disparaître. Depuis, j'ai modifié mon procédé primitif beaucoup trop long pour un clinicien et vous ferai part dans un annuaire prochain de la simplification que j'y ai apportée. Pour le moment, je ne veux retenir de l'exposé précédent que les faits intéressants suivants, à savoir :

1° Que les détritus organiques de l'urine disparaissent devant certaines collections médicamenteuses.

2° Que ces groupes sont en général composés de trois ou quatre médicaments, deux minéraux, métaux ou métalloïdes, deux végétaux. Il semble qu'il y ait là un véritable couple électrique. Or, en répétant ces essais, je finis par être frappé d'un fait étrange en apparence, à savoir que les constituants des groupes thérapeutiques sont le plus souvent antidotaires entre eux, telle serait la série suivante :

Arsenicum, China,
Bryon et Rhus.

L'arsenic est l'antidote de China, Rhus de Bryon. Ce mot antidotisme m'arrête et demande une explication.

« Galien, dit Littré, appelait antidote (ἀντι contre « — δοτος donné) tous les remèdes donnés à l'intérieur, aujourd'hui ce mot est seulement synonyme « de contre-poison. L'antidotisme est une substance « non toxique capable de neutraliser les propriétés « toxiques d'autres corps. Les antidotes peuvent se « diviser en ceux qui annulent complètement les qualités délétères des poisons et ceux qui en diminuent « notablement les effets nuisibles ».

Cette définition, excellente peut-être au point de vue d'un empoisonnement vulgaire, ne saurait convenir à la majorité des cas pathologiques. Comment l'appliquer à ces faits journaliers d'aggravations produites par de très faibles doses, doses non toxiques en elles-mêmes, d'un médicament homœopathique à la maladie, aggravations que vient arrêter un agent antidotaire. Dirons-nous, dans ce cas, qu'il y a eu empoisonnement? Non évidemment, le terme est exagéré, et cependant il est possible qu'un effet analogue à celui d'un effet toxique se soit produit, le poison n'étant pas ici l'agent direct, le médicament, mais bien les excreta organiques devenus matières morbigènes, par défaut probable d'élimination et par l'intervention du médicament administré.

Le mot antidotisme, dit un autre auteur, Gubler « (Dictionnaire Dechambre), s'applique presque exclu- « vement aux agents chimiques ayant le pouvoir d'al- « térer la composition moléculaire des poisons, de les « saturer ou de les engager dans des combinaisons « moléculaires nouvelles qui en neutralisent les pro- « priétés. »

C'est là une description mais non une définition de l'antidotisme. — Je poursuis :

Le même auteur divise les antidotes, 1° en antidotes mécaniques : Eau, mucilages, sirops, charbon animal et végétal — l'huile, les corps gras.

2° En antidotes chimiques : Chlorure de sodium et nitrate d'argent, n'agissant que sur les matières toxiques encore contenues dans les premières voies

3° En antidotes dynamiques, « les véritables anti- « dotes qui agissent sur l'organisme vivant, soit pour « exciter les sécrétions par lesquelles la substance « nuisible doit être entraînée, soit pour le modifier en « sens contraire du poison. »

En d'autres termes, l'antidotisme serait subordonné à deux lois, la loi des semblables, la loi des contraires. L'antidotisme est subordonné à la loi des semblables « en excitant les sécrétions par lesquelles la substance « nuisible doit être entraînée ». C'est là, à n'en pas douter, une paraphrase de l'action homœopathique, et s'il vous reste un doute, lisez encore : « les stimulants « d'une sécrétion quelconque sont précisément les « composés analogues ou semblables à ceux qui, fai« sant partie intégrante de l'organisme normal, sont « naturellement éliminés par l'émonctoire en ques« tion ». Voilà un langage bien homœopathique, Messieurs, nous ne pouvons qu'y soucrire. Que devient alors le second mode d'antidotisme celui basé sur la loi des contraires ? Les contradictions sont ici manifestes. L'antagonisme existe, dit l'auteur, et il ne peut le définir — car à l'article antagonisme, je lis : « voir « antidotisme et (je cite) l'antagonisme, que, pour « abréger, j'appellerai antidotisme......

« La réalité de l'antagonisme ne saurait être contestée « et (il la conteste).

« Si la doctrine de l'antagonisme est fondée, tous les « agents respectivement antagonistiques doivent se ser« vir réciproquement de contre-poison et, par exemple, « il doit suffire de jeter dans la circulation une subs« tance qui paralyse la fibre musculaire pour arrêter « les phénomènes tétaniques dus à un poison convul« sivant. Cependant l expérience a prouvé qu'il ne « fallait pas se *leurrer d'une telle espérance* En effet, le « curare ne met pas à l'abri des funestes effets de la « noix vomique, pas plus que la belladone n'empêche « toujours la mort par des doses excessives d'opium ». La doctrine de l'antagonisme n'est donc pas fondée ? La loi est donc en défaut ? Pourquoi cette ambiguité et ces contraditions ? Par la raison fort simple qu'on ne peut comprendre l'antidotisme physiologique qu'en admettant la loi du similia et que cette loi dont on constate partout les applications s'impose même à nos confrères puisqu'on peut la lire entre leurs lignes comme un aveu que la nature leur arrache.

Pour moi, sans vouloir m'attarder à une critique facile je dirai : l'antidotisme physiologique est la propriété que possède toute substance de contrarier quelque fois jusqu'à l'apparence de l'anéantissement, les effets d'une autre en agissant dans un sens analogue. La loi du similia est donc la compagne obligée de l'antidotisme physiologique ainsi qu'il résulte :

De la clinique, (V. pages 11, 12, 13, 14, 15, 17, 27, 29.)

Des recherches microscopiques, (V. pages 5, 6.)

De la matière médicale, (V. pages 21, 27.)

Et des définitions mêmes des auteurs, (V. pages 20, 21)

En outre, comme nous venons de le voir, l'antidotisme absolu pour deux substances différentes n'existe pas; il n'existe que pour une substance seule vis-à-vis d'elle-même. C'est ainsi que l'homœopathie nous apprend qu'un médicament donné à une certaine puissance est le plus sûr antidote des effets produits par ce même agent à une autre puissance. J'en ai cité ailleurs un exemple bien probant. Il s'agissait d'un cas de phtisie galopante dans lequel Rhus, à la 6e, détermina une aggravation considérable de la toux. (Voir *Essai de thérapeutique positive*, page 92.) Celle-ci fut instantanément enlevée par Rhus, donné deux heures après à la 200e dilution. Si donc, l'antidotisme absolu entre deux substances différentes n'existe pas, il ne peut-être que relatif. En effet, dans ce cas, l'antidotisme est toujours relatif. Quant à l'antagonisme, je considère cette expression comme répondant à un antidotisme relatif, mais situé aux confins de la loi du similia.

Pardonnez-moi, Messieurs, cette longue mais nécessaire digression et reportez-vous aux groupes sériaires dont je vous parlais tout à l'heure. J'ai constaté, maintes fois, que les constituants de ces groupes se trouvaient entre eux à l'état d'antidotisme, nous entendons, désormais, par là, à l'état d'antidotisme *relatif.*

Cette loi d'antidotisme relatif que l'uroscopie met en lumière, j'en trouve partout des traces dans nos livres, dans la clinique de nos confrères. Rappelez-vous les lignes suivantes du regretté Hering (*Mémoire sur la répétition des doses.*) « La répétition alter-
« native d'un remède avec son antidote, se rapporte
« plus particulièrement ici. Je m'en suis servi la pre-
« mière fois pour modérer les effets de la colocyn-
« this que j'employai contre le Dry-Belly-Acho, cette
« terrible colique des Indes occidentales. Tous les
« cas que j'ai traité ont été guéris promptement,
« d'une manière durable et tous par le même moyen,
« modifié suivant l'intensité du mal sans aucune ré-
« cidive. Je me décidai à ne pas me borner à faire
« respirer le remède, mais à l'administrer intérieu-
« rement, à la dixième puissance, comme dans les
« autres maladies chroniques. Je n'ai que des glo-
« bules de la grosseur d'un grain de moutarde (100
« environ pour un grain et non comme du plomb de
« chasse moyen, de vingt environ pour un grain,
« ainsi que cela se trouve dans la plupart des phar-
« macies portatives. Cependant l'aggravation qui se
« manifesta de suite fut excessive; je fis prendre à
« l'instant du café noir par cuillerée jusqu'à ce que
« le mal commençat à se calmer. Puis, après six,
« douze ou vingt-quatre heures, selon les circons-
« tances, je redonnais une nouvelle dose de colocyn-

« this. On avait alors ordinairement besoin de recou-
« rir au café pendant l'heure qui suivait l'adminis-
« tration du remède, cependant je pouvais facilement
« remarquer, après cette deuxième dose, que l'exa-
« cerbation non seulement tardait à apparaître, mais
« qu'elle était moins violente et qu'on avait besoin de
« moins de café pour la réprimer. Après un plus long
« intervalle que la première fois, aussitôt que la ma-
« die reprenait, je donnais une troisième dose de re-
« mède. Dans la plupart des cas, je n'avais plus rien
« à ajouter au traitement. Rarement ai-je eu besoin
« de recourir à une quatrième dose. La règle à suivre
« dans ces cas-là est de poursuivre la répétition à des
« intervalles croissants, si faire se peut, et faire sui-
« vre chaque dose de l'antidote jusqu'à ce que l'ag-
« gravation soit légère et supportable. »

L'auteur ne voit ici dans l'alternance du remède homœopathique avec son antidote que le moyen d'atténuer l'aggravation médicamenteuse. Nous croyons, au contraire, que l'antidotisme relatif sert à rendre la cure plus rapide.

La loi d'antidotisme relatif ne s'applique pas seulement aux constituants des groupes thérapeutiques. Elle porte plus loin et permet de mieux comprendre les rapports réciproques de l'homœopathie et de ce qu'on est convenu d'appeler allopathie embrassant sous ce nom général les dénominations d'énanthiopathie, d'étéropathie employées par Hahnemann. (Hahnemann. *Traité de mat. médicale* (1834). *Prolégomènes*, pages 48, 49.)

Il m'est démontré aujourd'hui que dans nombre de cas, les médicaments administrés à doses massives et en apparence allopathiquement, agissent comme antidotes des véritables médicaments homœopathiques.

Qui n'a observé ces cas singuliers dans lesquels l'organisme présente à la fois une sensibilité extrême aux doses infinitésimales et une tolérance singulière pour d'autres médicaments à doses massives. (*V. Perry, De l'Homœopathie considérée dans ses rapports avec les autres méthodes de traitement.*)

Comment, par exemple, avec la loi homœopathique seule comprendre le fait suivant :

Observation I

B... 53... Etat catarrhal des bronches ayant résisté à tous les traitements. Il essaye sur un conseil l'eau Bonne qui le soulage instantanément et depuis cette époque, c'est-à-dire depuis 16 ans, B. prend chaque matin un verre d'Eau-Bonne, il retombe malade s'il la suspend quelques jours et, grâce à elle, sa santé se maintient parfaite. Si c'est là une action homœpathique pourquoi l'usage abusif du médicament ne produit-il aucun trouble, aucune aggravation ? Si c'est là une action allopathique, pourquoi ce médicament est-il toujours nouveau, toujours jeune, si je puis dire. (1)

Peut-être trouvera-t-on dans les faits suivants l'explication désirée :

Observation II

M... L..., agée de 12 ans, blonde, est atteinte d'une

(1) Ceci était écrit il y a quelques années. Depuis ce malade a succombé dans un état de marasme, d'anémie profonde, avec œdème des tissûs, sans qu'aucun diagnostic précis ait pu être posé. Les médicaments indiqués par l'urine étaient Arsenic, Antim, Crud, Cuprum, Tartaric, Ferrum, ainsi que Cannab, Ignat, Nux-Aconit-Pulsat, Secale, Sulfur.

kerato-conjonctivite à répétition. Photophobie prononcée.

L'urine indique Belladona-Pulsatille. Phosphorus-Arsenic.

Je donne avec un collyre atropiné ces médicaments.

A la 30e..... aggravation

A la 100e..... aggravation

On consulte un spécialiste qui prescrit un collyre au sulfate d'eserine et à l'intérieur du sulfate de quinine, du quinquina, du fer. L'amélioration se dessine immédiatement. L'urine indique-t-elle China, pas le moins du monde, mais Arsenic-antidote de China, celui-ci est administré et la kératite s'aggrave. Je reviens au sulfate de quinine seul, et l'amélioration se produit de nouveau. Bref le sulfate de quinine guérit. Il était l'antidote d'arsenic.

Observation III

Le sieur G... a été blessé il y a quelques années par un instrument contondant au niveau de la partie externe et postérieure de l'articulation fémoro-tibiale gauche. Depuis cette époque une ulcération s'est produite qui a résisté à tous les efforts du traitement. Cette ulcération n'a été traitée à l'hôpital Beaujon que par des cautérisations de nitrate d'argent, qui ont amené une amélioration relative sans que la guérison complète ait jamais pu être obtenue. Cette ulcération empêche le sieur G... de se livrer à aucune marche suivie, à aucun travail pénible, rendu plus difficile encore par l'existence d'un tissu cicatriciel rétracté.

Au moment où nous donnons nos soins au sieur

G..., l'étendue de l'ulcération peut être évaluée à celle d'une pièce de 5 francs en argent. L'examen de l'urine indique :

Carbo, Phosph., Ruta, Silicea.

Ces médicaments donnés successivement à des intervalles suffisamment espacés, ont amendé heureusement la plaie. Celle-ci, au bout de 3 à 4 mois, est à peu près fermée.

Le sieur G... a cru pouvoir marcher et la plaie s'est rouverte ; le travail cicatriciel est de nouveau mis à néant et l'ulcération reprend le terrain conquis.

Sous l'influence de certaines idées je me décide à administrer au sieur G... du sulfate de quinine en quantité très faible : 0,05 centig. par jour en pilules.

Immédiatement le mal s'arrête et la cicatrisation se produit de nouveau.

L'urine interrogée fournit les indications suivantes :

Arsenic, Carbo, Phosph., Calcar.

Ainsi, Messieurs, ce médicament qui a si remarquablement amendé cette ulcération chronique, ce n'est pas l'arsenic, indiqué par l'urine, mais bien le sulfate de quinine.

Notez que pour bien asseoir mon jugement je remplace à la consultation suivante le sulfate de quinine par l'arsenic ; à la 6e, l'amélioration s'arrête net et ne reprend qu'avec le sulfate de quinine.

Notez encore que je donnai le sulfate de quinine à doses massives et à doses faibles.

Je n'observai pas un seul jour d'aggravation, l'amélioration constante et progressive fut seule obtenue.

Ainsi le sulfate de quinine a agi efficacement comme

antidote du médicament homœopathique, et à ce titre on peut l'employer impunément à doses massives.

J'ajoute qu'après une guérison apparente qui a duré plusieurs années, ce malade m'est revenu porteur de son ancienne ulcération que je crois aujourd'hui de nature syphilitique ; le sulfate de quinine a échoué cette fois.

Il est de nouveau en traitement, nous le retrouverons un jour.

Observation IV

Je suis appelé auprès d'un nommé B..., 24 ans. Celui-ci court, trapu, la figure haute en couleur, a toutes les apparences de la plus florissante santé.

Il se plaint de vertiges, d'étourdissements, d'inappétence, de crises nerveuses mal définies. Deux mois plus tard, je revois ce malade atteint d'une double pneumonie, le pouls est élevé, 140, le faciès apoplectiforme, la parole hésitante, les mains tremblant légèrement.

Un médecin appelé fait appliquer des sangsues à la base des deux poumons. Le lendemain aggravation. On constate avec étonnement que le sang fourni par les piqures est absolument aqueux, que B... est un chlorotique avec l'apparence d'un tempéramment sanguin ; j'apprends enfin, ce qu'on m'avait soigneusement caché, que ce malade est un buveur incorrigible. Ses crises nerveuses ne sont que des accès de *delirium tremens* ; son sang fluidifié par l'abus des alcooliques a perdu ses qualités vivifiantes.

Appelé de nouveau dans une de ses plus violentes attaques, je prescris :

Opium 6e et T. M ; mais inutilement.

L'urine sur laquelle je fais rapidement quelques essais, n'indique pas l'opium, mais Calc-Carb. Helleborus nigr, Ambra, Hépar, Sambuc, Euphorbium, Aur Mur.

Ceux-ci sont administrés sans résultat appréciable. Cependant, sur le conseil d'un médecin ami de la famille qui me dit avoir, dans des cas analogues, réussi avec d'énormes doses d'opium, nous prescrivons :

Eau. . . . . 125 gr.
Extrait thébaïque . 5 gr.

Une cuillerée à bouche toutes les 20 minutes. Amélioration subite et guérison rapide.

Opium est sans doute homœopathique à l'alcoolisme en général ; mais dans ce cas particulier il ne rentre pas dans le cadre de nos médicaments habituels. A quelles aggravations formidables ne donnerions-nous pas lieu si nous prescrivions à des doses analogues les médicaments homœopathiques aux symptômes.

Son action a donc été aussi palliative, antidotaire de l'empoisonnement alcoolique; j'ajoute qu'opium est l'antidote des médicaments Hepar Suf. Calc. et Calc.-c que l'urine indiquait.

Observation V

B..., 10 ans, très blonde, se plaint de douleurs vives dans les jambes, la nuit surtout; avec les douleurs se montre une exostose double à marche progressive siégeant à la partie moyenne de la crête au tibia. Les médicaments uroscopiques sont : Arsenic, Silicéa, Phosph., Rhus , Baryt , Bellad., et plus tard M. Solubilis et Silice.

Phosp. et Asa Fœtid. n'ont qu'une action médiocre ou plutôt aggravante.

J'emploie alors palliativement l'électricité qui se trouve indiquée comme l'antidote d'Asafœtid. L'enfant souffre-t-elle? On lui applique sur la crète tibiale la plaque positive d'une pile Leclancher, au mollet la plaque négative. Elle est immédiatement soulagée.

Ici, comme plus haut, l'action du médicament est palliative non aggravante et se reproduit à volonté. Or, si cette loi d'antidotisme relatif est vraie, elle peut servir à expliquer tantôt les améliorations allopathiques quand le médicament allopathique est simplement l'antidote du médicament homœopathique, tantôt des guérisons plus durables quand le médicament est à la fois par lui-même homœopathique à la maladie et antidote du véritable médicament homœopathique.

Or, dis je, si cette loi est vraie, nous devons en trouver la trace dans nombre de faits cliniques.

C'est, en effet, ce qui se passe. Ce sont des faits analogues à ceux que je vous ai cités tout à l'heure qui inspirèrent à notre honorable et regretté confrère, le Dr Perry, la brochure suivante, présente peut être à vos souvenirs et qu'il présenta au Congrès de 1867 : de *l'homœopahie considéré dans ses rapports avec les autres méthodes de traitement.*

Des malades avaient été soignés et guéris par lui, dans des conditions où théoriquement la cure n'aurait pas dû se produire ; ces malades avaient été à son insu, pendant tout le cours du traitement, soumis à des émanations d'eau-de-vie camphrée, d'ammoniaque, à l'aspiration de cigarettes camphrées, et le camphre était précisément l'antidote des médicaments curateurs prescrits. Fallait-il en conclure, ajoute Perry, que c'était le camphre qui avait guéri? Non, car durant plusieurs mois qu'on en avait fait usage avant les médicaments homœopathiques, on n'en avait également éprouvé aucun bien, tandis qu'au contraire, l'amélioration avait commencé dès les premières doses du médicament homœopathique.

Pour comprendre ces faits alors étranges, Perry crut devoir créer une exception et admettre une classe nouvelle d'antidotes empiriques dans laquelle il rangeait le vin, le thé, le camphre, l'ammoniaque, classes n'ayant que le nom d'antidotes et point les effets. Pour nous, les cas ci-dessus s'expliquent d'eux mêmes, si nous admettons conformément à la vérité que les médicaments forment entre eux des groupes thérapeutiques complexes dont les composés sont antidotaires entre eux, antidotaires relatifs bien entendu.

Nous ne serons pas étonnés que le camphre antidotaire relatif d'un grand nombre de médicaments, non seulement n'apporte pas d'obstacle à son action, mais puisse même quelquefois la corroborer.

Poursuivons, Messieurs.

Cette loi d'antidotisme relatif, un de nos confrères des plus distingués l'a soupçonnée, et le passage est si curieux que je vous demande la permission de vous le lire :

« Je me souviens, dit Tesle, *Systématisation pratique*, page 320, d'avoir aggravé par le cocculus « une gastralgie accompagnée de vertiges nauséeux « et qui me paraissait présenter une image très nette « des symptomes de ce médicament *staphysagria* qui « amena dans ce cas une guérison rapide; agit-elle « comme antidote de cocculus ou comme antidote du

« principe morbide préexistant C'est ce que je n'ose-
« rais décider; mais ce qu'il y a de positif, c'est
« que cette maladie durait depuis plusieurs mois
« et qu'elle ne *céda qu'à l'antidote du médicament* dont
« elle présentait les symptômes. »

Enfin, Messieurs, à tant de preuves j'en veux ajouter une autre, une plus grande encore, c'est à Hahnemann lui-même, notre maître à tous, à la matière médicale elle-même, fille de son génie, que je la demande.

Ouvrez l'ouvrage classique de Jahr, et à chaque page vous trouverez la trace de cette loi.

Lisez les pathogénésies d'ACONIT, d'ALUMINA, d'ANTIM-CRUD, D'ARNICA, d'ARSENIC, d'ASAFŒTID, d'AURUM, de BELLADONE, de BRYONIA CAL C, CARB. VÉG., CAUSTICUM, CHINA., DULCAMARA, FLUORIS ACIDUM, HELLEBORUS NIGER, HYOSCYAMUS, IPECA, LACHESIS, MERCURE, NITRI-ACIDUM, NUX-VOMICA, PHOSPHORI-ACID, PULSATILLE, RHUS, SEPIA, SILICE, STAPHYSAGR. SULF-ACID, TARTARIC, THUYA, VÉRATRUM, partout cette loi est non formulée, mais pour qui veut la lire, mentionnée de la façon la plus précise.

A chaque pas, vous trouvez les mots suivants : après tel médicament il convient de donner tel autre et cet autre est le plus souvent l'antidote du premier, après ACONIT, SULFUR son antidote, après ALUMINE, BYRONIA son antidote, après ARSENIC, CHINA, CARB. V. VÉRATRUM ses ANTIDOTES, je ne vous ferai pas cette longue énumération.

Sans doute, certains médicaments sont recommandés comme souvent utiles avant ou après d'autres, alors qu'ils ne sont pas mentionnés comme leurs antidotes; mais n'oublions pas que si l'homœopathie nous en a fait découvrir un grand nombre, nos notions, à cet égard, sont encore incomplètes. Néanmoins, le nombre des antidotes connus et obéissant à la règle que j'ai signalée est assez considérable pour qu'il ne soit pas prématuré de formuler cette loi, conséquence directe de la loi du similia à savoir que tous les médicaments qui ont une prédominance d'action sur tel ou tel organe sont en même temps antidotaires relatifs entre eux.

Cette loi que le génie d'Hahnemann nous dicte, que l'uroscopie confirme, a comme conséquence directe l'utilité, la nécessité quelquefois de créer des groupes organiques composés d'agents antidotaires relatifs entre eux.

Ces groupes existent en somme dans la médication unitaire, mais ils se déroulent successivement unité par unité. (1)

Si l'antidotisme, comme je crois l'avoir démontré, n'est jamais que relatif, la crainte d'annihiler l'action d'un médicament voisin doit tomber d'elle-même.

Ainsi, Messieurs, nous assistons à ce processus clinique, à savoir qu'Hahnemann, pour asseoir la thérapeutique sur des bases certaines, a dû étudier chaque médicament isolément, afin de le connaître et de lui assigner sa place. Ce travail est fait aujourd'hui, il

---

(1) Je compare volontiers l'action d'un médicament donné à des intervalles longtemps espacés à ce qui se passe quand on lance obliquement une pierre sur l'eau. Des ondulations successives se produisent et s'éteignent peu à peu. Le médicament est de même lancé dans l'organisme, il produit également un mouvement vibratoire, et il semble en théorie préférable de ne donner un second médicament que lorsque les vibrations produites par le premier sont complètement éteintes.

n'est pas terminé sans doute ; vraisemblablement il ne le sera jamais, car l'œuvre est perfectible et sera constamment corrigée, mais en principe, ce travail primitif et nécessaire est accompli.

Or, de ce qu'il a fallu étudier chaque médicament seul pour le connaître, s'ensuit-il qu'il faille également le donner seul. Cette nécessité d'étude entraîne-t-elle une nécessité d'application clinique? Non, assurément, l'analyse est donc faite, les matériaux sont prêts ; la synthèse devient maintenant nécessaire. L'analyse avait donné la médication unitaire, la synthèse nous donnera la médication par groupes. Mais, dira-t-on, nous voilà revenus à la polypharmacie, cet abus contre lequel Hahnemann s'est élevé avec tant de vigueur. Peut-être, Messieurs, la polypharmacie a-t elle son origine dans la perception confuse et instinctive d'une loi naturelle dont le principe est vrai, mais l'application difficile. A la polypharmacie empirique d'autrefois succèdera la polythérapeutique scientifique et physiologique d'aujourd'hui. Ne craignons pas les mots. Est-ce à dire qu'on ne tiendra pas compte des étonnants travaux d'Hahnemann, de ces portraits admirables qui font pour ainsi dire de chaque médicament une personnalité. Non, Messieurs, l'occasion ne vous manquera pas de donner un médicament unique, absolument approprié au cas actuel, mais dans des entités morbides bien définies, la syphilis par exemple, vous subirez la nécessité d'un certain nombre d'agents spécifiques, toujours les mêmes, qu'il vous faudra administrer.

Vous aurez égard sans doute à l'idiosyncrasie du sujet, vous insisterez individuellement sur *Aurum* si le malade est triste et enclin au suicide, sur *Pulsatille* s'il est blond, mais vous n'en serez pas moins tributaires d'un groupe thérapeutique que vous connaitrez d'avance.

Cette idée de groupes médicamenteux, j'ai eu l'honneur, il y a dix ans, de l'exposer dans mon essai de thérapeutique positive. A cette époque, je ne concevais la médication sériaire que d'une façon tout individuelle, ce qui, en principe d'ailleurs, reste une vérité. Mais l'examen uro-chimique m'avait démontré :

1° Que pour couvrir un tableau pathologique, il fallait employer un certain nombre de médicaments et non un seul.

2° Que ces médicaments étaient chaque fois au nombre de 4 — 2 minéraux, 2 végétaux.

3° La clinique enfin m'avait appris que les constituants de ces séries n'avaient pas entre eux une valeur égale mais proportionnelle, les uns jouant, à l'égard de leurs congénères, le rôle de médicaments chefs de groupe ou têtes de ligne, les seconds ayant une action utile mais moins importante que celle des premiers.

Là peut-être est l'explication de ces termes si connus de vous, l'adjuvant, le correctif, que vous retrouvez dans toutes les pharmacopées, termes basés sur un antidotisme physico-chimique un peu grossier, ceux encore de dominante, de variante, du Dr Burgraëve.

Or, au moment où je préconisais les séries individuelles basées sur l'examen urochimique, je ne connaissais pas encore l'ouvrage de Bellotti, encore moins celui de Finella, postérieur au mien d'une année.

La longueur des recherches uroscopiques, auxquelles je devais me livrer, me portèrent à expérimenter les formules de l'auteur italien. Bellotti, se basant surtout sur la physiologie, sur les travaux de Bichat, de Matteucci, étudie l'action de chaque médicament sur les différents systèmes cellulaire, nerveux, vasculaire, lymphatique, glandulaire, muqueux, synovial, musculaire, sur le tissu fibreux et aponévrotique, les systèmes osteo-cartilagineux et cutané. Il réunit ensuite en vingt-six groupes tous ces agents divers suivant la prédominance d'action de tel ou tel médicament sur tel ou tel organe.

Ce travail est évidemment original et remarquable. Il constituera, ce me semble, avec la loi d'antidotisme relatif, la base de toutes les médications complexes qui pourront surgir. On regrette toutefois la vivacité des critiques faites à Hahnemann. On regrette également, malgré l'exemple des eaux minérales, que certains groupes soient trop chargés, mais la subdivision en groupes plus restreints enlèverait à l'œuvre son unité et sa simplicité. Nous avons d'abord suivi pour la posologie les indications pharmaceutiques de Finella, dont l'ouvrage est en grande partie la reproduction de celui de Bellotti. Ce sont celles mentionnées dans mon premier annuaire Je donnerai plus tard les formules générales auxquelles je me suis arrêté. Quoi qu'il en soit, j'ai pu constater maintes fois, malheureusement non toujours, l'utilité et l'efficacité des agents administrés par groupes.

Devons-nous les adopter ou les rejeter exclusivement? Je ne le crois pas, mais il y a là, ce me semble, une voie à parcourir. La médication sériaire aura cet immense avantage de populariser dans nos rangs la pratique si aride de l'homœopathie. Car, ne l'oublions pas, la grande victoire à remporter, ce n'est pas sur le public, mais bien sur l'esprit de nos confrères. Ce sont ces ignorants instruits qu'il faut instruire davantage, ces aveugles qu'il faut éclairer, et la thérapeutique seriaire n'aurait-elle comme résultat que de propager dans le monde médical l'idée homœopathique, qu'il ne faut pas la proscrire? La proscrire, et pourquoi? L'unité, où la trouvez-vous? L'air, l'eau sont des produits complexes. Dénombrez les principes, divers, les alcaloïdes que renferment l'opium, le quinquina et tous les autres végétaux. Un médicament seul n'est jamais qu'un groupement unifié par la nature.

Les eaux minérales ne sont-elles pas l'exemple type d'un médicament complexe, celui que la nature nous donne à imiter? Cependant on peut objecter que la science réunit, groupe ensemble divers médicaments mais qu'il lui est bien difficile, je ne dis pas impossible, d'en faire un corps, une véritable combinaison, *une unité*. Réservons donc encore notre jugement.

Reprenant maintenant les questions posées au début de ce travail, nous sommes peut-être en mesure, sinon de conclure, au moins de résumer notre pensée sur les graves problèmes que nous avons agités.

Faut-il ne donner qu'un seul médicament ou faut-il en donner plusieurs?

Conservons tout d'abord la division classique des maladies aiguës et chroniques. Aux maladies aiguës un traitement aigu, aux maladies chroniques un traitement chronique, a dit avec raison un médecin qui nous a beaucoup emprunté (Dr Burgraëve).

Le précepte est vrai, et par traitement aigu, on

entend à la fois les doses basses et plus souvent rapprochées. L'alternance de deux remèdes au moins est adoptée par nombre d'homœopathes; elle est l'hommage forcé rendu à un principe vrai par des observateurs judicieux et le premier aveu de la nécessité des agents sériaires. (1)

D'après Perry, Hahnemann admet plus tard l'alternance des remèdes dans quelques cas particuliers, soit en faisant intervenir dans le cours du traitement un médicament qu'il appelait intercurrent, soit en faisant alterner deux médicaments comme le Rhus et la Bryone dans certaines formes de typhus (Martiny et Bernard, *Alternance des médicaments*).

Hering (2), Grass (3), Reimmel (4), Aegidi (5), Hirsch (6), Hartmann (7), Perry (8), Teste (9), Espanet (10), Jousset (11), les docteurs Martiny et Ber-

(1) Hahnemann lui-même, au dire de Perry, pratiqua l'alternance de Rhus et de Bryone dans certaine forme de typhus (Rhus et Bryone antidotaires).

(2) Archiv für die Homoopatische Heilkunst XIII.

(3) Archiv, Bd XIV.

(4) Manuel pous servir à l'étude critique de la médecine homœopathique.

(5) Archives XIV, cah. 3.

(6) Allg. Hom. Zeitung-V.

(7) Thérapeutique homœopathique des maladies aiguës et chroniques.

(8) De la combinaison de l'homœopathie avec les modes de traitement.

(9) Traité homœopathique des maladies aiguës et chroniques.

(10) Essai sur les doses en homœopathie. (*Bulletin de la Société médicale homœopathique*, XIII, 429.

(11) Eléments de médecine pratique.

nard (1) ont préconisé l'alternance des médicaments.

Pour nous, nous croyons à l'utilité absolue de cette alternance quand nous sommes certains du choix précis des médicaments, surtout en ajoutant à l'observation des symptômes l'examen de l'urine, mais dans le cas de doute nous n'hésitons pas à employer une médication plus complexe, soit créée suivant le besoin au lit même du malade, soit en adoptant les groupes sériaires de Bellotti. Mais, je le répète, l'alternance n'est qu'une application de la loi sériaire qui veut en principe des groupes formés de trois ou quatre agents.

Dans les cas aigus, l'accord est à peu près unanime entre toutes les écoles sur les points suivants : doses plus basses, alternance ou succession rapide de deux ou plusieurs médicaments, et pour quelques-uns association d'un plus grand nombre de médicaments, répétition des doses.

Quelle intervalle mettre entre celles-ci ?

C'est une question d'appréciation individuelle. Tous les quarts d'heure, les demi-heure, les heures, suivant les médicaments employés, la maladie à combattre, l'âge, le tempérament du sujet. La loi du similia sera encore ici un excellent guide. La périodicité d'un phénomène perçu indiquera, dans les cas aigus surtout, l'intervalle exact à mettre entre la répétition des agents indiqués. Ainsi une douleur revenant toutes les 10 minutes, ce sera toutes les 10 minutes qu'il faudra administrer le médicament.

---

(1) Martiny et Bernard (*Alternance des Médicaments*), brochure à laquelle nous avons emprunté quelques-unes de ces citations.

Dans les affections chroniques, cet accord est loin d'être établi; les deux méthodes restent toujours en présence : la médication par groupes ou la médication unitaire classique. Si l'on adopte cette dernière, il faut l'appliquer suivant la tradition et avec la plus extrême sévérité, c'est-à-dire un médicament parfaitement homœopathique donné seul et dont on laisse l'action s'épuiser intégralement, celui-là suivi d'un autre également homœopathique et souvent antidotaire relatif du premier. La distance moyenne entre chaque médicament, une seule dose étant donnée à la fois, me paraît être, sauf quelques exceptions, comme le Lycopode, de huit jours. Mais qui ne voit l'énorme difficulté de cet enchaînement d'unités également toujours bien choisies. La moindre faute entrave l'amélioration; j'ai vu toutefois par ce modus agendi d'admirables guérisons, et il est possible que plus tard, quand la matière médicale, sans cesse creusée et approfondie, nous aura livré tous ses secrets, que cette méthode ait en fin de compte le dernier mot.

Un certain nombre d'homœopathes s'en déclarent partisans exclusifs (1).

---

(1) Je rappelle ici, pour mémoire, les notes cliniques du docteur Dulac (*Bibliothèque homœopathe. Décembre* 1872, page 171), qui vante l'administration de médicaments donnés unité par unité à de longues distances et dans un ordre sériaire, dont l'expérience lui a démontré l'efficacité :

Dans les pneumonies, après Bryone, Sulfur,
— les méningites, Belladone, Mercure (antidote),
— les angines phlegmoneuses, après Hépar. Lachésis (antidote),
— la gastrite, après aconit. Nux (antidote),
— la péritonite, après aconit. Bryone sulfur (antidote),
— le cancer utérin. Graphites, Alumina, Sépia, Sulfur.

A l'heure actuelle, je la crois difficilement applicable par la généralité des médecins, et je lui préfère, mais avec les réserves que je viens de formuler, la médication par groupes sériaires. Celle-ci a ses avantages et ses inconvénients : ses avantages sont la facilité de son application, la possibilité d'influencer plusieurs tissus, plusieurs systèmes à la fois, de modifier plus rapidement l'état général, d'éviter plus souvent l'aggravation homœopathique, d'agir également comme médecine préventive ; ses inconvénients sont de mettre entre nos mains une arme un peu émoussée, moins acérée que celle fournie par un agent unique. Si, enfin, on considère que les groupes sériaires sont encore imparfaits et qu'un certain nombre de médicaments d'une valeur réelle n'en font pas partie, nous conclurerons que le médecin fera bien d'adopter l'une et l'autre méthode, médication composite ou unitaire suivant les indications.

Quelles doses enfin employer?

Un seul globule, 200e, administré tous les deux mois dans l'ordre indiqué.

L'auteur ajoute :

« Moins on répète les médicaments dans une maladie chro-
« nique, mieux on réussit, le succès dépend surtout, du choix du
« remède, la répétition des doses est toujours chose secondaire »,
et plus loin : « Je ne connais pas de maladie plus facile à
« guérir par les moyens homœpathiques, que la maladie véné-
« rienne et ses transformations.

Mon expérience personnelle ne confirme pas cette dernière affirmation du Dr Dulac. Je ne connais pas, dirais-je à mon tour, de maladie plus protéiforme que la syphilis plus difficilement curable dans son essence, et je crois que les doses massives au début et dans les cours du traitement doivent être de préférence employées.

Je réponds toutes, non pas seulement depuis la Teinture-Mère, les alcaloïdes, les triturations jusqu'à la 200e dilution, comme le conseillait Espanet, mais s'étendant beaucoup plus loin. La médication composite ne met pas à l'abri de l'aggravation homœopathique, et souvent l'on est forcé d'atténuer également les médicaments sériaires. Aussi, suis-je partisan des doses massives et des doses atténuées. Cependant, en général, les groupes sériaires demandent une posologie plus basse que celle employée dans la médication unitaire.

« Suivant nous, dit le docteur Jousset, (*Éléments de* « *Médecine Pratique*, page 8) ces doses doivent varier « avec les médicaments et avec les maladies. Exemple : « le sulfate de quinine agit mieux à doses massives « dans la fièvre intermittente, il agit mieux en glo- « bules dans la surdité et les affections du cœur; « le mercure agit mieux à doses massives dans « la syphilis ; il agit mieux en dilution dans la « dyssenterie et l'angine. Dans la syphilis, si le mer- « cure agit mieux à dose massive, l'acide nitrique « agit mieux à la 30e, qu'en nature. Dans la fièvre « intermittente ou le sulfate de quinine agit mieux à « dose massive qu'en globules, l'arsenic, la noix vo- « mique agit mieux en globules qu'à doses mas- « sives. »

Pour ma part, il m'a semblé que les affections du larynx se trouvaient bien de l'emploi de la 12e dilution, les affections nerveuses et cérébrales de la 12e ou de la 200e, les affections du cœur et de l'utérus de la 30e, mais plus la médication sera homœopathique et plus la dilution devra être élevée; à cet égard ma conviction est absolue.

Observation VI.

Mme T..., soixante-cinq ans, nerveuse, irritable, était atteinte d'un catarrhe bronchique à répétitions. L'urine indique Mercure, Chamomille, Drosera, Phosphorus.

Ces médicaments furent administrés ensemble à

la 30e . . . . aggravation.
» 100e . . . . —
» 200e . . . . —
» 1000e . . . . —

Ce n'est qu'à la 2,000e dilution que je fis faire spécialement, que les médicaments furent tolérés, amenant avec eux un soulagement immédiat et durable.

La question des doses est donc encore complexe. Elle est à la fois subordonnée à l'individualité du sujet, à la nature de sa maladie, au choix des médicaments ; ajoutons, enfin, que dans les affections chroniques, il sera bon d'administrer des dilutions variées. en songeant, d'une part, qu'un médicament n'a de meilleur antidote physiologique que lui-même, à une autre puissance; de l'autre, que dans toute affection chronique, la sensibilité de l'organisme s'émousse devant la répétition des doses.

Considérons encore que certains médicaments semblent appartenir en propre à certains individus, que ces médicaments administrés en temps opportun, sont chez ces derniers, toujours actifs, toujours bienfaisants, témoin l'exemple suivant.

Observation VII

Mlle M..., 5 ans.

Fièvre, somnolence, Céphalalgie continuelle, vomissements de mousse blanche, incontinence d'urine, faiblesse paralytique du bras gauche, craintes de méningites. Après plusieurs médicaments allopathiques, entre autres le Bromure de Potassium, administrés très inutilement par un confrère, je prescris successivement :

8 janvier 1876. Ipéca, 12 ; Aconit, 12.

Et après examen de l'urine :

9 janvier. Silicea, 30 ; Tartaricus, 30, Belladone, 30 ; Nux, 30.

10 — Silicea, 30 ; Merc., 30 ; Belladone, 30 ; Nux, 30.

11 — Nux, v., 200 ; Bryone, 200.

12 — Silicea, 200 ; Merc., 200 ; Belladone, 200, Nux, 200.

14 — — — —

18 — Silicea, 100 ; Pulsatille, 100 ; Belladone, 100 ; Phosph., 100.

23 — Silicea, 30 ; Arnica, 30 ; Belladone, 30 ; Nux, 30.

1er Février. Silicea, 30 ; Pulsatille, 30.

7 — Silicea, 200 ; Chamom., 200 ; Bellad., 200 ;

15 — Silicea, 200 ; Calc., 200 ; Phosh., 200 ; Nux, 200.
Bellad, 200 ; Nux, 200.

16 — Silicea, 200 ; Nux, 200.

22 — Silic., 30 ; Calc. ph., 200 ; Nux, v., 200 ; Bellad., 30 ; Chamomilla, 30.

15 Mars. Silic., 100 ; Bellad., 100 ; Camom., 100 ; Nux, 200.

Six ans plus tard, la même petite fille :

1881. 11 ans. Fièvre, craquements du sommet gauche, matité depuis dix jours, respiration soufflante, état s'aggravant chaque jour ; le médecin traitant déclare redouter la phtisie.

Je donne : Aconit, 6 ; Silicea, 30.

Amélioration immédiate.

Les médicaments diathésiques, primitivement connus, ont été administrés ; le traitement a porté principalement sur Silicea, 30 ; Calc. phosph. 10 ; Merc. solubilis. 30 ; Camomil. ; les séries 12 de Bellotti (poumon), les séries 8 et 8 *bis* (bouche) ; l'enfant présentait en même temps la sortie des dernières molaires.

1883. Voyage à Berk.

1884. Angine intense ; fièvre.

Mars 1884. Séries 1, 10, 10 *bis*, à la 30e, administrés inutilement pendant quatre ou cinq jours. En présence de cet insuccès, j'examine l'urine : celle-ci est fortement albumineuse Je reviens aux médicaments diathésiques : Silicea, 12 ; Chamomil, 12 ; Nux, v., 200 ; Phosph., 200. L'amélioration est immédiate.

Nous voici, Messieurs, arrivés au terme de cette étude. Résumons-nous dont les propositions suivantes :

1° Tout médicament n'est qu'un membre détaché d'un groupe sériaire physiologique dont les constituants sont généralement antidotaires relatifs entre eux.

Exemples tirés de l'examen uroscopique, pages 5, 6.
— de la Clinique, pages 11, 12, 13, 14, 15, 17, 27, 29.
— de la matière médicale, pages 21, 27.

2° La loi d'antidotisme relatif implique l'idée de groupement, d'association et non, comme on a toujours été tenté de le croire, l'idée d'exclusion.

3° Ces constituants sériaires sont habituellement au nombre de trois ou quatre.

2 minéraux } Exemples tirés de l'examen urosco-
2 végétaux } pique (4) (pages 5, 6, 7 et suivantes).

4° Ils n'ont pas la même valeur clinique ; les uns jouent à l'égard des autres le rôle de médicaments chefs de groupe. Les moins importants peuvent à la rigueur ne pas être administrés.

5° La médication dite allopathique est souvent composée d'agents antidotaires des véritables médicaments homœopathiques (pages 13).

6° Trois médications peuvent être adoptées :

1° La médication unitaire classique composée de spécifiques individuels, donnés unité par uuité et convenablement espacés.

Ces unités forment une chaîne sériaire et obéissent à la loi d'antidotisme mentionnée plus haut. Chaque fois que cette méthode est applicable, il faut l'employer. Elle convient surtout dans les cas chroniques.

2° La médication par groupes restreints, personnels à chaque malade et basée spécialement sur l'examen uroscopique.

3° La médication par groupes multiples complexes établis d'avance, à l'instar de ceux de Bellotti. Cette méthode a ses avantages et ses inconvénients (Voir page 30).

Elle reste vraie et en principe quand elle s'applique à des groupes limités individuels ; mais des difficultés sérieuses se présentent au point de vue du nombre des constituants et de la posologie relative de chacun d'eux et nécessitent de nouvelles études. Toutefois cette médication constitue une ressource clinique qu'il serait imprudent de négliger. Elle est, dans nombre de cas, supérieure aux deux autres.

7° Eclairés par la loi d'antidotisme relatif, corollaire obligé de la loi supérieure du similia, étudions donc de nouveau avec prudence et scientifiquement cette question d'unité et de complexité médicamenteuses et tirons de l'adoption de ces diverses méthodes de nouvelles ressources pour notre art.

Paris. — Imprimerie Wattier et Ce, rue des Déchargeurs.

www.ingramcontent.com/pod-product-compliance
Ingram Content Group UK Ltd.
Pitfield, Milton Keynes, MK11 3LW, UK
UKHW020512180726
13839UKWH00005B/2045

9 782329 167992